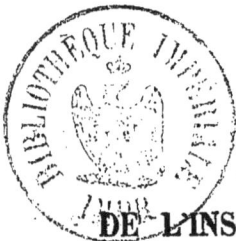

DE L'INSERTION DU PLACENTA

SUR LE COL DE LA MATRICE.

Du même auteur :

Recherches sur les causes et le traitement de la phthysie pulmonaire. — Thèse inaugurale. Paris. 1846.

Mémoire sur une épidémie de fièvre lente nerveuse. — Saint-Etienne. 1861.

Mémoire sur une épidémie de rougeole. Saint-Etienne. 1865.

DE L'INSERTION DU PLACENTA

SUR LE COL DE LA MATRICE,

Par le Dʳ P. MILLION,

*Médecin de l'Hôtel-Dieu, Membre du Conseil
d'Hygiène et de Salubrité du département de la Loire,
Médecin des Epidémies.*

SAINT-ETIENNE,
Imprimerie et Lithographie de J. Pichon, rue Brossard, 9.
1866.

DE L'INSERTION DU PLACENTA

Sur le col de la matrice,

Par le docteur Prosper MILLION.

I.

OBSERVATIONS.

Insertion partielle du placenta sur le col — présentation du sommet — application des fers. Au début de ma carrière médicale, j'ai trouvé l'occasion de recueillir l'observation suivante. — Je fus appelé pendant une nuit du mois de janvier **1847**, auprès d'une femme de **28** ans, mère de trois enfants vivants, qui touchait au terme d'une quatrième grossesse. — Il était deux heures du matin, et les douleurs s'étaient déclarées l'avant-veille à trois heures du soir. Dès le commencement, la malade s'était aperçue d'une perte de sang plus ou moins abondante. L'hémorrhagie coïncidait avec les douleurs qui, de leur côté, présentaient une très-grande irrégularité. Quatre fois elles s'étaient interrompues pendant des intervalles de trois à dix heures pour chaque reprise. Elles se manifestaient d'une manière assez continue, au moment de mon arrivée et depuis neuf heures du soir environ. La sage-femme qui se trouvait auprès de la malade, avait la réputation

d'une accoucheuse instruite et très-expéri-
mentée. Elle avait reconnu une insertion du
placenta sur le col, et dans l'impossibilité de
tenter une délivrance artificielle, à cause du
peu d'ouverture et d'élasticité de l'utérus, elle
avait opéré le tamponnement et en surveillait les
effets. — De la sorte, l'hémorrhagie était sensi-
blement diminuée. — De temps en temps, on
enlevait l'appareil pour constater la marche et
le progrès du travail...... A une heure du matin,
reconnaissant la difficulté de terminer, à elle
seule, un accouchement dans de semblables conditions, elle m'envoya chercher. — A mon arrivée,
elle me fit part des détails dans lesquels je viens
d'entrer, et ajouta que la malade avait perdu
environ 1200 grammes de sang. C'était une personne robuste et fortement constituée. Elle n'était
nullement affaiblie par l'hémorrhagie antérieure ;
mais il était évident que la perte continuant, cette
femme allait courir les plus grands dangers. —
J'enlevai le tamponnement pour reconnaître
l'état des choses. — Une espèce de sac en toile,
plus élargi vers le fond qu'à son entrée, avait
été introduit dans le vagin ; — deux attaches
étaient fixées sur les bords de son ouverture. —
Dans la cavité du sac, cette femme avait introduit
et fortement tassé du coton cardé, de manière à
oblitérer complétement et à distendre le conduit
vulvo-utérin. L'extraction du tampon était aisée ;
il suffisait pour cela, de tirer convenablement sur

les cordons du sac; — une nouvelle application de l'appareil se faisait aussi très-rapidement. — Cette accoucheuse, autrefois élève de la Maternité de Lyon, avait conservé cette pratique de M. Martin aîné, ancien chirurgien en chef de l'Hospice de la Charité. — Le tampon ayant été retiré en ma présence, il s'échappa immédiatement une assez notable quantité de sang que j'évaluai à 200 grammes au moins et qui m'effraya. — Le col était assez dilaté pour permettre de recourir à un accouchement laborieux. — Le placenta se montrait à l'orifice; mais il n'en recouvrait qu'une partie, les deux tiers environ. — A gauche, on observait une fente antéro-postérieure, ayant la forme d'un croissant dont la concavité regardait en dedans et par laquelle on reconnaissait une présentation de la tête, en position occipito-iliaque gauche antérieure. — Les membranes étaient intactes. Il était urgent de prendre une prompte détermination et, surtout, de recourir à une opération immédiate. Dans de telles circonstances, le moindre retard est une cause de mort inévitable pour l'enfant; il est pour la mère une source de maladies puerpérales toujours très-graves, quelquefois mortelles. — Trop souvent encore, une mort instantanée de la femme peut avoir lieu par hémorrhagie foudroyante, quand on n'a pas hâté l'accouchement.

Deux moyens se présentaient à moi: la version podalique, ou l'application du forceps.... La version aurait pu obtenir la préférence, à cause de l'intégrité des membranes. C'était peut-être la détermination la plus rationnelle, la plus scientifique, si je puis m'exprimer ainsi. — Néanmoins, je me décidai pour l'application des fers : 1° parce que cette opération était facile, bien que la tête n'eût pas franchi le détroit supérieur. — La position était régulière.... Cette femme ne répugnait aucunement à l'emploi du forceps ; 2° parce que cette application faite avec succès, me donnait des garanties plus complètes pour la conservation de l'enfant ; 3° parce que je pensais, d'autre part, que la version présentait beaucoup d'imprévu ; que, commencée avec facilité, et la saisie des pieds assurée, l'accouchement demanderait encore un certain laps de temps pour être terminé ; que la tête pourrait être retenue, soit au détroit supérieur, soit dans l'excavation pelvienne ; que son extraction pourrait nécessiter des manœuvres plus compliquées, peut-être même l'application tardive et plus difficile des fers ; que, pendant cc temps, la vie de l'enfant serait fatalement compromise, tandis que celle de la mère courrait les plus grands dangers.

Bref, ma résolution prise, je m'empressai de faire placer la malade sur le bord du lit, les jambes convenablement écartées, maintenues par deux aides et le tronc incliné modérément sur un coussin; la tête soutenue par une autre personne. — La branche gauche du forceps fut appliquée la première; son intro-duction se fit en rompant la poche amniotique; elle ne présenta aucune difficulté. La branche droite ne pouvait pas être placée aussi facilement. Elle nécessita la perforation du placenta que je pratiquai avec l'index et le médius de la main droite. La cuillère du forceps fut guidée, dans cette ouverture, sur la face palmaire de ces deux doigts. Les branches purent être articulées et l'extraction de la tête eut lieu sans beaucoup d'efforts, mais en procédant avec une lenteur calculée. — A part l'hémorrhagie qui se manifesta au moment de l'application du forceps, je n'observai qu'une perte de sang insignifiante, pendant la traction de la tête. — Celle-ci arriva coiffée d'une partie du pla-centa qui avait été arraché. Après sa sortie, l'hémorrhagie devint plus abondante, et la femme fut prise d'une syncope pendant laquelle la main brusquement introduite dans l'utérus, déta-cha les lambeaux restant de l'arrière-faix.

L'accoucheuse s'était occupée de l'enfant que l'on parvint à conserver. La mère, revenue de la syncope dont je viens de parler, fut replacée et étendue dans son lit, les jambes fortement rap-prochées entr'elles; le ventre fut resserré à l'aide d'un bandage de corps, et le restant de la nuit se passa sans accident. Je quittai cette femme à six heures du matin, puis je la revis dans la journée. L'état dans lequel je la trouvai était très-rassurant. Cependant elle avait ressenti, à deux reprises différentes, un tremblement nerveux accompagné d'une réaction assez intense qui avait produit un certain émoi parmi les assistants. Cette espèce de fièvre se renouvella encore trois fois, mais avec moins de violence, pendant la nuit suivante et la journée du lendemain. Elle n'exerça pas d'influence fâcheuse sur l'état puerpéral qui se passa sans autre accident notable.

La fièvre de lait se déclara un peu tardivement, le septième jour seulement. L'allaitement s'établit néanmoins dans des conditions satisfaisantes. Bref, après 25 jours environ, cette femme était entièrement rétablie.

Insertion du placenta, centre pour centre, sur le col de la matrice. — Accouchement laborieux par la version. Cette observation est d'une date bien plus récente, et comme mon attention a été appelée sur l'état de la personne qui en fait le sujet, dès les premiers mois de la grossesse, il m'a été permis d'en recueillir les détails, d'une manière bien plus complète.

Mme *** est âgée de 30 ans ; elle se trouvait enceinte de son quatrième enfant, et dès le début, elle avait ressenti une série de malaises pour lesquels j'avais eu occasion de lui donner mes soins. Au commencement, c'étaient surtout des douleurs dans les reins et dans le bas-ventre ; une pesanteur dans l'excavation du bassin, et on croyait à un retard des règles, lorsque la sensation bien nette du ballottement ne permit plus de douter du véritable état des choses : c'était à la fin du troisième mois. La grossesse constatée et admise, Mme *** dut se résigner à supporter avec patience des troubles fonctionnels que l'on atténuait avec un repos convenable, l'usage des bains, des lavements rafraîchissants et l'observance d'une bonne hygiène.

Ces souffrances présentèrent un surcroît d'acuité à partir de l'époque où les mouvements actifs de l'enfant se firent sentir. — Ceux-ci étaient habituellement douloureux. Souvent ils donnèrent lieu à des spasmes intermittents de la matrice qui simulaient une apparence de travail et firent croire, parfois, à une menace d'avortement. Au commencement d'octobre 1864, cette personne me fit appeler en toute hâte pour une perte de sang. Je lui trouvai une physionomie toute bouleversée, et me rappelant tous les sujets d'inquiétude dont bien des fois elle m'avait entretenu, elle ajouta que, bien certainement, elle succomberait à une hémorrhagie. Disons de suite qu'elle n'avait pas eu d'hémorrhagie, mais plutôt

un suintement séro-sanguinolent dans lequel il
s'était écoulé au plus quelques grammes de sang.

Je m'assurai, par le toucher, qu'il n'y avait
pas menace imminente d'une fausse couche.
L'orifice interne de la matrice était entr'ouvert et
permettait l'introduction du doigt dans la cavité du
col qui avait la forme d'un cône tronqué, à base regar-
dant en dessous. Le sommet présentait une ouverture de deux millimètres à peine, correspondant à
l'orifice supérieur de la matrice. Le toucher n'était
pas douloureux ; les organes utérins étaient humi-
des, souples, sans caractère inflammatoire. Il n'y
avait pas la plus légère perte. — Au moment de
l'accident, il s'était manifesté quelques coliques
au nombre de quatre ou cinq, mais extrêmement
fugaces. Du reste elles n'avaient pas reparu depuis
deux heures environ.

Je conseillai à Mme *** de se mettre au lit ; je
prescrivis un lavement laudanisé, des frictions
opiacées sur le bas-ventre et un repos absolu. —
La nuit fut bonne ; la journée suivante se passa
sans accident, et, pendant vingt jours environ,
tout alla pour le mieux. La malade avait gardé
le repos dans une position horizontale, au lit ou
sur une chaise longue.

Le 25 octobre, des accidents et des malaises
analogues à ceux déjà décrits, se montrèrent de
nouveau et ils ne furent pas plus opiniâtres

Le repos et les petits moyens employés une première fois, réussirent à calmer les souffrances physiques et à rassurer cette jeune femme.

Le 4 novembre, une nouvelle alerte eut lieu, et cette fois il s'en suivit une perte de sang de 30 grammes au moins. Cette petite hémorrhagie fut conjurée ; mais elle se prolongea pendant deux jours, sous-forme complétement intermittente. Elle nécessita l'emploi de l'ergotine, de la limonade sulfurique et un repos absolu pendant cinq jours, après lesquels le calme reparut de nouveau et ne fut plus troublé jusqu'à la fin de la grossesse.

Le 3 décembre je fus appelé au milieu de la nuit, pour une perte de sang accompagnée de coliques intenses, et qu'à leur caractère Mme *** reconnaissait bien pour de véritables douleurs d'enfantement. — A la première douleur, il s'était échappé au moins un verre de sang.... Quatre douleurs à quinze ou vingt minutes d'intervalle s'étaient ensuite déclarées successivement.... Chaque douleur était accompagnée d'une perte de sang mais bien moins considérable et qui, au moment où j'arrivai, était à peu près insignifiante. — Le toucher me permit de constater un commencement de travail. — Le col raccourci, disposé en infundibulum, laissait pénétrer le doigt dans sa cavité ; mais l'orifice interne commençant à s'ouvrir, n'était pas encore assez dilaté pour y introduire l'extrémité de l'index et fournir une indication diagnostique précise. — Circonstance particulière, les douleurs cessèrent complétement au bout de cinq quarts d'heure environ. Le restant de la nuit, la journée du lendemain et la nuit suivante, se passèrent dans le calme le plus complet.

Le 5 décembre, à huit heures du matin, nouvelle tentative de travail présentant le concours des mêmes éléments : douleurs intermittentes, hémorrhagies intermittentes qui correspondaient aux douleurs ; mais le travail avait fait des progrès... L'orifice interne agrandi permettait la libre introduction du doigt, et celui-ci rencontrait une surface onctueuse, inégale, tomenteuse, charnue, qui rappelait bien vite à l'esprit, déjà prévenu, tous les caractères physiques du placenta.

La malade avait perdu plus de 250 grammes de sang ; puis, comme l'avant-veille, tout se calma de nouveau jusqu'à deux heures après-midi. Alors les douleurs se réveillèrent avec plus de force, et, pendant une heure et demie, se succédèrent presque sans interruption toutes les cinq minutes.... Cette fois l'hémorrhagie fut moins forte et moins alarmante. Puis le travail se suspendit de nouveau, et une dernière fois, il se déclara vers les six heures du soir.

Pendant ces tentatives préliminaires de la parturition qui duraient depuis quatre jours, la malade avait perdu au moins 1,500 grammes de sang. Lorsque le travail recommença, le 5 décembre au soir, le col était dilaté, ouvert à la dimension d'une pièce de 5 francs environ. Outre cela, il présentait une certaine élasticité qui, au besoin, pouvait permettre des manœuvres efficaces pour une délivrance artificielle.

D'un autre côté, ayant déjà accouché cette personne à trois reprises différentes, chaque fois les accouchements avaient été très-rapides, et je comptais encore sur cette célérité du travail pour voir se terminer spontanément, avec les seules ressources de la nature, une opération qui se présentait avec de si grands dangers. Mais à six heures et demie, il se déclara une perte instantanée, vraiment effrayante, suivie d'une lipothymie qui ne me laissa plus d'autre alternative que celle de disposer la malade à une consultation et à un accouchement artificiel. Le docteur Garin qui vint me prêter son concours, n'hésita pas à dire qu'il était urgent de terminer immédiatement l'accouchement.

Le choix du moyen n'était pas douteux. Le placenta bouchait toute l'ouverture et ne permettait pas de reconnaître la position de l'enfant. Il n'y avait donc pas lieu de se servir du forceps.

Restait l'introduction de la main et la version : c'est à ce dernier parti que je me décidai. La malade fut placée sur le bord du lit, les jambes fléchies, écartées et maintenues par deux aides ; le tronc renversé et légèrement incliné, la tête appuyée sur une autre personne. Le docteur Garin, de son côté, soutenant convenablement les parois abdominales et le fond de la matrice, je cherchai de suite, à l'aide de la main droite, à m'assurer du point où je pourrais pénétrer dans l'utérus. Le placenta correspondait, centre pour centre, avec l'ouverture et j'essayai à l'aide de la pulpe des doigts promenés autour de l'orifice, si je n'atteindrais pas les membranes ; mais ce fut en vain. Je commençai alors à diriger mes doigts entre la masse placentaire et l'utérus, sur le côté gauche, et je détachai avec beaucoup de ménagement les adhérences. Bientôt je pus reconnaître les limites de l'arrière-faix, et je procédai ainsi à la perforation des membranes qui fut aisée. Comme les eaux étaient toutes retenues dans leur poche, il me fut bien facile de reconnaître la position de l'enfant qui se présentait par la tête, et d'aller à la recherche des pieds.... L'enfant fut retiré vivant ; il était d'un petit volume, ce qui aida encore à la manœuvre et facilita son extraction qui se fit sans la plus légère difficulté.

La délivrance fut pratiquée par mon honorable confrère Garin ; et, après quelques minutes, la mère était remise dans son lit. Nous l'avions placée dans le décubitus dorsal, dans une position complétement horizontale et la tête à peine relevée.

La nuit fut très-orageuse en raison des pertes utérines abondantes et des épreuves variées qu'avait subies la malade. Des lipothymies continuelles, des nausées incessantes, des vomissements opiniâtres; le refroidissement glacial des extrémités supérieures, des besoins de sommeil et des alternatives d'assoupissement; des palpitations, des moments d'oppression et des troubles dans le rhythme respiratoire; des soubresauts, des crispations nerveuses, tels furent les accidents qui fixèrent, de préférence, notre attention et nous laissèrent dans des inquiétudes mortelles depuis sept heures du soir jusqu'à six heures du lendemain matin.

A dix heures du soir, les syncopes étaient si fréquentes et si prolongées que j'envoyai chercher mon collègue de l'Hôtel-Dieu. Notre attention se porta sur l'hémorrhagie utérine. La matrice était revenue sur elle-même, et assez contractée pour nous tranquilliser à l'endroit d'une perte interne. L'hémorrhagie externe était encore persistante mais aussi modérée

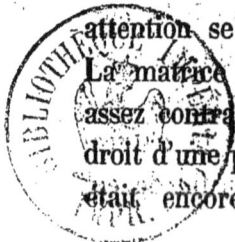

que possible. — Seulement, dans la position où se trouvait cette malade, il eut fallu la restreindre davantage encore, la supprimer au besoin. Nous essayâmes l'emploi des hémostatiques internes, principalement de l'ergotine et du perchlorure de fer; les toniques, les potions cordiales, mais surtout les antispasmodiques pour lesquels insistait mon honorable confrère qui, dans l'état symptômatique que nous avions sous les yeux, faisait une large part au nervosisme.

Je ne puis pas attribuer une grande action à l'usage de ces différents moyens, en raison des vomissements continuels qui avaient lieu et de l'intolérance de l'estomac. Quoiqu'il en soit, cette médication interne fut soutenue par des révulsifs appliqués sur la peau, des applications de moutarde et des sinapismes sur de larges surfaces; des frictions toniques, stimulantes et irritantes, enfin, par des lotions hémostatiques sur la partie inférieure de l'abdomen et sur le haut des cuisses.

Heureusement pour nous, comme je l'ai donné à pressentir, la réaction s'effectua franchement sur les six heures du matin. Cette malade eut bien encore à supporter des suites de couches assez critiques traversées par bien des péripéties, des accès particuliers de fièvre sur la nature desquels je me propose de revenir à la fin de ce

mémoire, des troubles de nature variée ; elle
n'en a pas moins fini par se rétablir complétement. Elle a pu nourrir elle-même son enfant
qu'elle a conservé, et, aujourd'hui, elle jouit d'une
santé satisfaisante.

II.

CONSIDERATIONS PRATIQUES.

L'insertion du placenta sur le col n'a com-
mencé à être bien comprise et étudiée avec
fruit que depuis les travaux de Levret et les
recherches d'Oziander. Ce n'est pas qu'avant
ces praticiens, la présence de l'arrière-faix sur
le col utérin n'eut été aperçue, constatée
et même décrite. Mais les anciens accoucheurs
considéraient cette disposition comme un accident arrivé à la fin de la grossesse. Ils admet-
taient que la masse placentaire était invaria-
blement fixée dans le principe sur le fond
de l'utérus. Ils pensaient donc qu'elle s'en était
détachée prématurément pour tomber sur le
col, lorsqu'on reconnaissait l'anomalie qui nous
occupe.

Mon intention n'est pas d'écrire ici une disser-
tation ex-professo sur la matière, mais seulement
d'envisager cette question à un point de vue
exclusivement pratique, en me bornant à faire
reconnaître cette complication, à en apprécier la

gravité, à bien en préciser et en faire comprendre
les indications. Ainsi, un résumé succinct sur
le diagnostic, sur le pronostic et sur le traitement,
c'est tout ce que je me propose dans ce petit
travail.

Diagnostic.

Il doit être envisagé pendant la grossesse et au
moment de la parturition.

1° Pendant la durée de la grossesse. Les femmes se plaignent d'une pesanteur insolite dans les
reins ; d'une difficulté très-prononcée pour l'émis-
sion des urines et des matières alvines ; d'une
lassitude inaccoutumée quand elles ont fait un
peu d'exercice, ou gardé, pendant quelque temps,
la position verticale. Chez celles qui, déjà,
ont eu d'autres grossesses, ces caractères sont
assez saillants et assez tranchés pour réveiller
l'attention, leur faire croire à une position vicieuse
de l'enfant et exciter leurs inquiétudes et de vives
appréhensions dès qu'elles songent au terme de
leur délivrance.

J'ai questionné, avec beaucoup de soin, cinq
personnes chez lesquelles a été constatée cette
position vicieuse du placenta. J'ai pu examiner
trois d'entr'elles, à plusieurs reprises différentes,
pendant le cours de leur grossesse. Toutes ont
présenté, à un haut degré, les caractères que je

viens de signaler. A propos de la pesanteur des reins, il est bon de remarquer que, parfois, elle fait croire à un mouvement de descente de la matrice, souvent à une sensation particulière comme si cet organe s'entr'ouvrait pour donner passage à un corps étranger.

A côté de ces éléments de diagnostic rationnel, à proprement parler, ou de ces symptômes qui ne fournissent que des données de présomption et qui ne peuvent être contrôlés par le témoignage direct de nos sens, se placent les caractères physiques ou les signes certains de cette complication. Ils sont relatifs à la disposition du col et du segment inférieur de la matrice; aux mouvements passifs du fœtus, soit au ballotement; à l'hémorrhagie, aux rapports anatomiques du placenta.

La disposition du col a une très-grande importance diagnostique. Dès les premiers temps de la gestation, la partie supérieure du col de la matrice se renfle et présente les caractères d'une turgescence particulière, d'une véritable hypertrophie. En même temps, le segment inférieur de l'utérus participe à ce mouvement fluxionnaire et s'élargit d'une manière notable. J'ai eu l'occasion, chez deux femmes enceintes, d'étudier cette disposition, à plusieurs reprises différentes, pendant le deuxième, le troisième, le quatrième et le cinquième mois de la grossesse. Dès le deuxième mois, on est frappé de la conformation de l'utérus qui ne présente plus, dans sa moitié inférieure, la forme d'un cône tronqué, mais bien une disposition ovoïde et presque sphérique.

Ainsi raccourcissement et hypertrophie pour le col ; pour le segment inférieur de la matrice, une surface élargie, arrondie ou plutôt hémisphérique.

Si l'on cherche à apprécier les mouvements passifs du fœtus, on observe qu'ils sont difficiles à constater ; que la sensation du choc se transmet à peine sur la pulpe du doigt ; que la chute du fœtus est amortie par la présence d'une masse interposée ; qu'elle ne donne lieu qu'à une impression confuse du ballotement.

L'hémorrhagie est, généralement, le premier indice apparent qui met sur les traces de l'insertion anormale du placenta. — Cette hémorrhagie symptômatique ne se présente, ordinairement, qu'à partir du sixième mois. Elle est peu importante dans le principe. Elle se manifeste sous forme intermittente, et toujours elle coïncide avec des douleurs spéciales très-familières aux femmes, et qui annoncent un mouvement de contraction de l'utérus.

Les rapports anatomiques du placenta ne peuvent être déterminés pendant la durée de la grossesse, que dans le cas seulement où une fausse couche viendrait à se déclarer. Alors l'ouverture de l'orifice interne de l'utérus permet de reconnaître au toucher une surface molle, tomenteuse, un tissu spongieux et friable dans lequel un peu d'habitude chez le praticien, a bientôt fait reconnaître le placenta.

2° *Au moment de l'accouchement.* Les détails dans lesquels je viens d'entrer, laissent déjà peu de doute dans l'esprit sur la cause des accidents qui se sont manifestés pendant la durée de la grossesse ; mais au moment de l'accouchement, le diagnostic acquiert sur leur nature, une certitude entière une précision mathématique.

La soudaineté, l'intermittence, l'opiniâtreté de l'hémorrhagie, la position anormale du placenta accessible, dès lors, à la vue et au toucher, font tomber sous plusieurs sens à la fois les éléments physiques et irrécusables du diagnostic.

Si j'ajoute l'observation suivante, ce n'est pas dans le but de dissiper des doutes, mais dans celui de compléter encore et de corroborer la symptômatologie par une remarque nouvelle et qui ne me paraît pas sans importance.

Je veux parler de la marche irrégulière du travail de l'accouchement. — Au lieu d'être continue, elle est intermittente ; elle se fait en plusieurs périodes. — On dirait que l'hémorrhagie fait cesser ici les douleurs comme on les fait cesser, à l'aide de la saignée, quand on cherche par ce moyen à prévenir une fausse couche qui menace le cours de la gestation et qui s'annonce par des douleurs prémonitoires. Dans les cinq observations que j'ai eu occasion de suivre pendant le cours de ma pratique, j'ai remarqué, chaque fois, cette marche particulière, pour ainsi dire, pathognomonique du travail scindé en quatre ou cinq périodes qui sont séparées entr'elles par des intervalles de 8 à 18 heures.

Pronostic.

Le pronostic toujours inquiétant, est quelquefois très-grave; mais il doit être extrêmement réservé. Cette complication, en effet, exerce une influence sérieuse sur l'avenir et sur la conservation de l'enfant, en même temps qu'elle peut porter une atteinte des plus profondes à la santé et à la vie de la mère.

Quand le médecin, après un examen attentif et approfondi, aura acquis la certitude de l'existence d'une pareille complication, son devoir, tout en calmant l'état moral de la femme, sera de prévenir la famille et de la prémunir contre les éventualités qui peuvent accompagner un semblable accouchement, et contre leurs résultats possibles, soit pour la mère, soit par rapport à son enfant. — Au moment de l'accouchement, s'il est loisible d'appeler un confrère en consultation, il est incontestable que c'est une des occasions où ce concours est le plus nécessaire. J'ajouterai, volontiers, qu'il est indispensable, autant pour mettre à couvert une grande responsabilité, que pour prodiguer, soit à la mère soit à l'enfant, des secours multipliés, qu'une seule personne ne peut distribuer et répartir convenablement.

Il est très-important, à propos du pronostic, d'établir une distinction entre l'insertion partielle du placenta sur le col et son insertion complète; et dans le dernier cas, entre l'insertion d'un point de la périphérie ou très-rapproché de la périphérie du placenta et celui où le centre de ce dernier correspond à l'axe du col utérin.

Cette dernière disposition est la plus grave de toutes. La première, au contraire, présente des conditions infiniment moins défavorables; ce qui ressort de rapports et de conditions purement anatomiques et ne demande pas d'autre explication

Traitement.

Pendant le cours de la grossesse, le traitement consiste à arrêter l'hémorrhagie, s'il est possible, en prévenant l'avortement.... Le repos au lit dans la position horizontale, les opiacés à l'intérieur, les applications réfrigérantes à l'extérieur.... au

besoin, la saignée générale, sont les moyens pré-
conisés par les auteurs.

Au terme de la grossesse, ou bien encore,
quand la gestation est compromise sans retour, le
médecin doit se pénétrer de cette considération
qui domine tout le traitement : que la présence du
placenta est un obstacle insurmontable à la
cessation des accidents, et qu'il n'y a d'espoir que
dans la terminaison de l'accouchement.

Il ne faut pas perdre un temps précieux dans
l'emploi de moyens inutiles et illusoires, d'hémostatiques internes principalement. Car ils seraient
sans aucune efficacité... Quelle est la conduite
à tenir en semblable occasion ? C'est la violence
ou plutôt la quotité de l'hémorrhagie qui décide
de cette conduite. La violence de l'hémorrhagie
peut être telle, qu'elle peut faire périr la mère et
l'enfant en quelques instants. Dans ce cas, il faut,
si le travail est assez avancé, terminer instanta-
nément l'accouchement : par la version, si le
placenta bouche tout l'orifice ; par l'application
du forceps, lorsque le placenta n'obstrue le col
que par une partie de sa circonférence, et que la
tête se montre sur le côté opposé resté libre.
Quand une partie, autre que la tête, se mon-
trerait alors à l'orifice, il fraudrait terminer
l'accouchement par les pieds en tirant sur eux
s'ils se présentaient ; ou en pratiquant la version,
dans le cas contraire.

Mais quand le travail, encore inachevé et insuffisant, ne permet ni l'introduction de la main, ni l'application des fers, et que l'hémorrhagie est foudroyante, comment agir? Quelques auteurs préconisent ici l'accouchement forcé... Je l'ai vu pratiquer deux fois, pendant le cours de mes études, par deux accoucheurs des plus recommandables. — Malgré cette opération habilement accomplie, les deux femmes succombèrent en quelques heures, aux suites de l'accouchement. Les deux enfants étaient morts, par le fait des tractions et de la longueur des manœuvres. Ce double exemple d'insuccès entre des mains si expérimentées, restera longtemps présent à ma mémoire, et je n'oserais pas, je l'avoue, recourir ou engager, par mes conseils, à une opération aussi grave.

Le moyen le plus héroïque, pour ces cas, consiste, selon moi, dans l'emploi bien ménagé du tamponnement. Ce moyen, dont on a exagéré le danger et les inconvénients, ne doit pas être négligé, surtout, quand les membranes sont conservées. Le tamponnement pratiqué avec soin, les cuisses rapprochées entr'elles et maintenues par un bandage, arrête l'hémorrhagie extérieure avec une grande efficacité. Or comme l'hémorrhagie se fait par la surface utérine du placenta, il y a peu à redouter d'une hémorrhagie interne. Quand, au contraire, les membranes ne sont plus

intactes et que les eaux sont écoulées, le tamponnement ne présente plus la même efficacité. Mais,
ici encore, il ne doit pas être négligé. La présence
de l'enfant à l'intérieur de la matrice, sollicite, dans
une certaine mesure, le retour des parois utérines e^t
prévient, d'une manière relative, une hémorrhagie
interne excessive.

On favorise l'action du tamponnement par la
compression de l'aorte, par celle du système
vasculaire abdominal, en maintenant la matrice
fixée sur la colonne vertébrale; à l'aide des
compresses latérales soutenues par un bandage
de corps approprié.

Le grand inconvénient du tamponnement, c'est
la douleur dont il est suivi. Les femmes éprou-
vent pour ce moyen une répugnance invincible,
et les douleurs violentes auxquelles il donne
lieu, augmentent leurs craintes et leur décou-
ragement. Mais, à côté de ces inconvénients,
li faut mettre en regard deux résultats d'un
avantage inappréciable : 1° la suppression habi-
tuelle de l'hémorrhagie qui arrête le danger....
qui permet d'attendre ; 2° Puis surtout la surac-
tivité imprimée au travail qui redouble d'énergie
et de vigueur, et qui doit nous mettre en mesure
d'adopter bientôt le parti radical, l'accouchement
artificiel.

Je termine ce mémoire par quelques mots sur

une méthode de traitement, dont l'application ne mérite pas moins d'importance que le tamponnement; je veux parler de la pratique de Puzos.— Celle-ci rencontre sa principale application non plus dans l'accouchement à terme, bien qu'elle y soit conseillée par son auteur et recommandée par quelques accoucheurs; mais dans celui qui survient ou qui doit être provoqué durant le cours de la grossesse. A cette époque, le produit de la conception ne peut être sauvegardé si l'avortement est prochain. Quand l'hémorrhagie fait courir à la mère des chances de mort, on doit essayer la perforation des membranes et donner écoulement à la poche des eaux. Cette opération, d'après Puzos, est le principal moyen d'arrêter l'hémorrhagie. Elle permet, pendant ce temps, à l'utérus de revenir sur lui-même, et comme elle est suivie inévitablement de la mort du fœtus, il en résulte l'atrophie du placenta. — D'où ressort la suppression de tout danger immédiat par le fait de la cessation de l'hémorrhagie actuelle; et l'éloignement de craintes sérieuses pour l'avenir, en raison du courant artériel qui se modifie et du changement qui s'établit dans la circulation utéro-placentaire.

III.

NOTE.

A la suite des hémorrhagies qui accompagnent l'insertion anormale du placenta, comme après les pertes de sang considérables qui compliquent parfois l'accouchement, la période puerpérale subit des modifications particulières, et présente un état pathologique tout spécial.

La durée des couches est prolongée ; leur marche affecte un certain dérangement. La fièvre de lait est peu prononcée, le plus souvent retardée ; quelquefois même elle se trouve entièrement supprimée. Enfin, on constate, dès le premier jour de l'accouchement, une fièvre à type intermittent, irrégulière, que j'appellerai fièvre puerpérale hémorrhagique, et qui fera l'objet d'une communication ultérieure à la Société de Médecine.

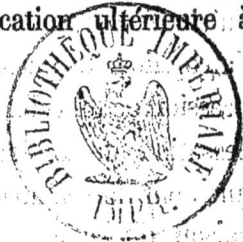

Saint-Etienne, imprimerie de J. PICHON, rue Brossard, 9.